LE MAL DE MER

SES CAUSES
MOYENS DE L'ÉVITER
MOYENS DE LE COMBATTRE

PAR

Le Dr Géraud BONNET

Médecin-Praticien à Oran et Sidi-Bel-Abbès (Algérie)

PARIS

LIBRAIRIE MÉDICALE ET SCIENTIFIQUE

Jules ROUSSET

rue Casimir-Delavigne et 12, rue Monsieur-le-Prince

—

1907

LE MAL DE MER

SES CAUSES
MOYENS DE L'ÉVITER
MOYENS DE LE COMBATTRE

LE MAL DE MER

SES CAUSES
MOYENS DE L'ÉVITER
MOYENS DE LE COMBATTRE

PAR

Le Dr Géraud BONNET

Médecin-Praticien à Oran et Sidi-Bel-Abbès (Algérie)

PARIS

LIBRAIRIE MÉDICALE ET SCIENTIFIQUE

Jules ROUSSET

1, rue Casimir-Delavigne, et 12, rue Monsieur-le-Prince

—

1907

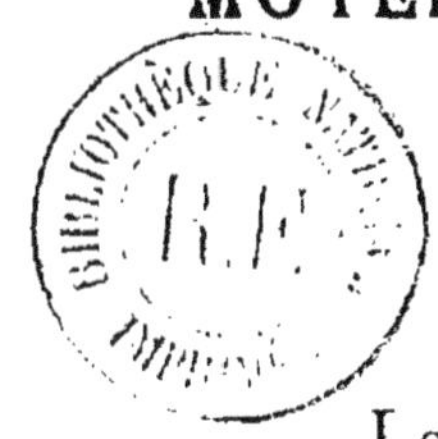

I

PRÉLIMINAIRES

—

Les Algériens voyagent beaucoup. Chaque année, un grand nombre d'entr'eux font la traversée de la Méditerranée pour aller en France, échapper aux fortes chaleurs de l'été, retrouver un climat plus doux et plus agréable, rétablir leur santé et rechercher des distractions inconnues dans la colonie.

Le voyage n'est pas long puisqu'on atterrit, d'ordinaire, après trente ou quarante heures de mer. Cela suffit pour que le mal de mer sévisse violemment, car il se déclare, presque toujours, dès les premières heures de l'embarquement. En outre, la lame de la Méditerranée est courte et dure, et le golfe du Lion est redouté à juste titre.

De tout temps on s'est préoccupé de combattre le mal de mer et de s'en préserver ; mais tous les essais faits jusqu'à ce jour n'ont abouti qu'à des progrès incomplets.

Ce qui, actuellement, semble le mieux réussir,

d'après le Dr Legrand, médecin principal de la marine en retraite, c'est le port d'une ceinture abdominale immobilisant *complètement* le ventre et ayant, au moins, de vingt-cinq à trente centimètres de hauteur.

Le docteur Madeuf, fort connu en Algérie, où il a fait, autrefois, plusieurs tournées médicales, propriétaire du *Journal de la Santé*, s'est beaucoup occupé et s'occupe encore de cette question du mal de mer. Président de la Société dite *Ligue contre le mal de mer*, il a imaginé des sangles et des ceintures spéciales qui peuvent rendre de très grands services ; leur emploi est justifié par la théorie et par de multiples expériences.

Pour ma part, j'ai fait, il y a longtemps, de nombreuses traversées de la Méditerranée et j'ai acquis la conviction que le mal de mer était souvent provoqué ou aggravé par des causes morales ou psychiques. J'en ai conclu que l'hypnotisme et la suggestion devaient avoir une action favorable pour atténuer et même supprimer ce grand inconvénient des voyages maritimes.

J'ai publié, dans la *Revue de l'hypnotisme* du mois d'octobre 1904, une courte étude ayant pour titre : *Le mal de mer et la suggestion*. Je la reproduis ici intégralement, sauf quelques légères variantes dans les mots et dans la forme.

II

CAUSES DU MAL DE MER.

———

Le mal de mer consiste en un dérangement fonctionnel du système nerveux en particulier et de tout l'organisme en général, caractérisé par des troubles de la vue, du vertige cérébral avec douleur frontale, de la gastralgie s'accompagnant de nausées, de vomissements fréquents ou même incoercibles.

Il peut en résulter une dépense énorme de force nerveuse qui se traduit par des sueurs profuses, un abaissement de la température du corps et une lassitude générale d'une extrême intensité.

L'abattement peut devenir tellement considérable que le sentiment de la pudeur, ordinairement si vif chez la femme, se trouve, quelquefois complètement aboli.

Les causes principales du mal de mer, sont le tangage et le roulis ; il faut y ajouter l'influence de l'air du large, vif et frais, trop humide et trop salé ; et aussi celle des odeurs, parfois méphitiques et nauséabondes, qui proviennent des gaz confinés de l'intérieur, des peintures, des goudrons, de la fumée des machines, etc.

Les troubles de la vue apparaissent les premiers et se manifestent peu après que le navire a quitté son mouillage.

Peu de personnes s'en aperçoivent parce que ces troubles de la vue sont rapidement masqués par des désordres plus apparents et plus douloureux qui sollicitent l'attention.

Beaucoup de passagers ont la coutume, fort louable assurément, de se tenir sur le pont au moment de la mise en marche ; ils saluent dé loin leurs parents, leurs amis et leurs connaissances ; ils veulent jouir du panorama de la ville et de la côte vues de la mer ; ils regardent les vagues, comparent leurs dimensions, les suivent dans leur course et dans leurs déformations.

Mais, comme les mouvements des passagers dans l'espace sont solidaires de ceux du vaisseau, la direction du regard est constamment modifiée par ces mouvements inusités ; il en résulte des efforts continus et inconscients d'accommodation qui ne tardent pas à fatiguer la vision et à entraîner, comme conséquence, des troubles d'innervation cérébrale provoquant, à leur tour, du vertige et une douleur frontale parfois très pénible.

Ce vertige et cette douleur s'augmentent par les irrégularités de la circulation intra-crânienne du sang, dont voici le mécanisme.

Lorsqu'on agite plus ou moins lentement un vase contenant un liquide, les conditions d'équilibre de ce liquide sont soumises à des variations continuelles ; le niveau se modifie et se déplace à chaque instant et toute la masse subit un va et vient anormal.

Or, les mouvements de tangage et de roulis faisant déplacer dans l'espace le corps des passagers d'une façon qui n'est pas habituelle, le sang contenu dans les artères et dans les veines est soumis à une agitation incessante et inaccoutumée qui en contrarie la distribution, la marche ordinaire et régulière ; de sorte que, tantôt il y a trop de liquide, tantôt une quantité insuffisante dans telle ou telle région, dans tel ou tel organe.

La même explication ou une explication analogue pourrait s'appliquer à des malaises vertigineux qu'éprouvent certaines personnes, en chemin de fer ou en voiture, surtout quand elles tournent le dos à la direction du mouvement.

Il suffit d'avoir fait une seule traversée, le

moindre petit voyage en mer pour se souvenir que lorsque le navire descend, par exemple, on ne tarde pas à éprouver comme une sensation de vide dans la tête ou au creux de l'estomac, sensation qui disparaît dès que le mouvement inverse se produit ; et alors, c'est une sensation nouvelle, différente et même contraire, qui se développe.

La même influence s'exerce sur tous les organes et, principalement, sur la masse intestinale qui, se mouvant presque librement dans l'abdomen et renfermant des liquides et des gaz, est le siège de mouvements irréguliers et incessants, consécutifs au tangage et au roulis. De là des troubles mécaniques et digestifs qui se répercutent sur l'estomac et occasionnent des vomissements, des crampes et des malaises pouvant atteindre une intensité effrayante.

Telle est la genèse physique, principale du mal de mer ; et on conçoit qu'il est fort difficile, pour ne pas dire impossible, de s'en préserver totalement.

III

CONSEILS GÉNÉRAUX

On peut atténuer le mal de mer et s'en défendre dans une certaine mesure jusqu'au moment
où l'organisme se sera habitué au milieu ambiant
et aux irrégularités des mouvements de roulis et
de tangage.

Il faut, tout d'abord, éviter les troubles de la
vue ; et, dans ce but, il sera bon de ne pas s'at-
tarder sur le pont à regarder la mer ou le rivage
et à prolonger les adieux émotifs en agitant son
mouchoir ou son chapeau. Il vaut mieux rentrer
se coucher et tenir les yeux fermés, ou même
bandés pour ne pas succomber à la tentation de
les ouvrir. La station couchée combattra, en partie, les variations de la circulation sanguine dans
le cerveau, favorisera le repos des liquides et des
gaz de l'intestin et diminuera leur agitation puis-
que la hauteur suivant laquelle ces gaz, ces liquides et le sang auront à se mouvoir se trouvera
fortement diminuée.

Les passagers feront bien de se retirer dans les entreponts ou dans les cabines dont l'atmosphère calme et généralement chaude leur est plus favorable, du moins au début du voyage, que le grand air du pont malgré l'odeur de renfermé et le défaut de ventilation.

D'aucuns conseillent de s'allonger sur le pont et de s'y tenir le plus longtemps possible à l'air libre ; mais alors il faut s'y mettre à l'abri de la brise qui, apportant un air vif et froid, tend à aggraver l'abaissement de température du corps ; cet abaissement de température, que l'organisme est obligé de combattre par une dépense de force nerveuse, peut devenir une cause déterminante ou prédisposante du mal de mer. Il est, en effet, d'observation constante que les animaux placés sur le pont sont plus malades que ceux que l'on tient renfermés ; l'air leur est nuisible ; et cette opinion est celle de presque tous les marins.

En conséquence, les passagers non accoutumés feront bien d'éviter le pont au commencement du voyage.

Certaines gens vous disent : « Faites un bon repas avant de vous embarquer ; à bord, mettez-vous à table, mangez beaucoup, forcez-vous pour manger. » Ceci est fort bien et facile à dire, mais il peut arriver qu'on n'ait pas faim avant de partir ou qu'on manque d'appétit, à bord, quand sonne l'heure du repas.

Le plus simple est encore d'obéir à son instinct naturel.

D'ailleurs, d'autres vous affirment au contraire qu'il ne faut pas avoir l'estomac trop garni et qu'il vaut mieux résister même à sa faim pendant les premiers repas.

Ces opinions différentes ne sont que le résultat d'habitudes ou de susceptibilités individuelles.

On a préconisé des ceintures spéciales et divers appareils de contention pour maintenir en repos les viscères abdominaux. Ceci est plus sérieux et plus pratique parce que la méthode se trouve justifiée en vertu de la théorie physique ou mécanique qui a été exposée précédemment.

On a aussi conseillé l'antipyrine, le chloral, l'eau chloroformée, les boissons glacées, le champagne frappé, les antivomitifs, etc.

Tout cela peut être utilisé et rendre des services selon les circonstances.

Mais, la plupart du temps, le résultat est purement palliatif et, quelquefois, combien peu !

En réalité, tant qu'on n'aura pas réussi à supprimer le tangage et le roulis (et je crois qu'on n'y parviendra jamais malgré les perfectionnements incessants des constructions navales), le mal de mer continuera à exister et il sera presque impossible de l'éviter complètement.

IV

INFLUENCES PSYCHIQUES

———

Aux causes physiques et mécaniques du mal de mer viennent, le plus souvent, s'ajouter des influences psychiques : la crainte d'être malade, la persuasion qu'on le sera, l'appréhension qui résulte d'une traversée peut-être longue ou dangereuse, l'incertitude du moment de l'arrivée, du temps qu'il fera, l'idée du naufrage ou autres accidents possibles, etc.

L'imagination peut jouer un rôle tellement important que quelques personnes sont indisposées, même avant de s'embarquer, par la seule pensée des tortures qu'elles vont affronter et qu'il leur faudra subir.

Il y a quelques années, venant de Paris, j'arrivais avec une parente, en gare de Marseille. Nous voulions séjourner dans cette ville pendant deux ou trois jours avant de nous embarquer pour l'Algérie, sur un bon paquebot à marche rapide.

Mais nous étions à peine descendus du train que ma compagne fut prise de vertiges, de nausées et de vomissements ; elle avait déjà le mal de mer rien qu'en y songeant ; elle insista pour s'en aller le jour même, malgré la lenteur bien connue du navire en partance, prétextant qu'elle serait malade tout le temps si nous demeurions dans la ville et que, en partant tout de suite, elle serait plus tôt débarrassée.

Les cas de ce genre sont encore assez fréquents chez les personnes qui ont déjà fait une ou plusieurs traversées pendant lesquelles elles ont constamment souffert.

Les circonstances inverses peuvent aussi se présenter.

Ainsi, telle personne qui est habituée à voyager et qui n'a jamais été incommodée ou fort peu, aura la conviction ferme qu'elle ne peut pas être malade et, en effet, ne le sera pas.

Telle autre qui n'a jamais fait aucune traversée et qui a foi dans la robustesse de sa santé tient pour chimériques les racontars qu'on lui fait, se figure qu'on veut se moquer d'elle, réagit avec force, résiste victorieusement et se maintient en excellent état.

Mais ce sont là des cas particuliers.

D'une façon générale, peu de personnes ont

assez d'énergie, assez d'empire sur elles-mêmes pour ne pas éprouver, en montant à bord, un vague sentiment de crainte provenant du changement qui se produit dans leurs habitudes terrestres, de l'imprévu et des péripéties probables du voyage entrepris. Sans se rendre bien compte, on a peur de l'inconnu ; la force nerveuse se dépense en une auto-suggestion involontaire, consciente ou non ; la résistance aux agents physiques est plus ou moins diminuée ou affaiblie, la prédisposition au mal de mer s'établit.

Alors intervient un nouvel élément : l'imitation inconsciente.

Tous les médecins savent que dans une salle d'hôpital, de femmes surtout, si une malade vient à avoir tels accidents hystériformes bien connus, les cas ne tardent pas à devenir nombreux et à gagner presque toute la salle.

C'est un fait analogue qui se produit en mer.

Un passager est-il malade, fait-il des efforts de vomissement, exhale-t-il des plaintes lamentables, pousse-t-il des cris de douleur ou de découragement ? Un effet suggestif d'imitation se développe sur les passagers voisins et, de proche en proche, le mal s'étend et se propage.

Vous avez probablement lu quelque part l'apologue du voyageur et de la Peste. Je n'en citerai que la conclusion.

La Peste étant entrée dans une ville pour y faire mourir cinq personnes, le voyageur compta, le lendemain, plus de deux cents cadavres: La Peste, cependant, n'en avait tué que cinq ; tous les autres étaient morts de peur.

A la mer, des effets de même ordre se manifestent. Certaines personnes qui auraient pu résister aux causes physiques et mécaniques de la maladie succombent à la prédisposition qu'elles ont acquise mentalement et à l'imitation suggestive inconsciente.

V

EMPLOI DE LA SUGGESTION

———

C'est sur ces derniers éléments, provocateurs du mal de mer, de cause purement psychique, que la suggestion pourra agir avec succès si on l'emploie à terre, avant l'embarquement, ou à bord dès le départ. La réussite me semble devoir être certaine si le sujet est bien suggestible et, surtout, s'il est hypnotisable.

La suggestion pourra maintenir ou rétablir l'énergie nerveuse, conserver la résistance morale et physique, donner de l'appétit, faciliter le sommeil, transformer ou diminuer la sensibilité de l'odorat pour les émanations désagréables du bord ; elle pourra prévenir ou faire disparaître le vertige ou les vomissements, ou, du moins, atténuer leur violence, selon la suggestibilité spéciale du sujet.

Je n'ai jamais eu, personnellement, l'occasion de faire des essais pendant une traversée et je n'ai pas appris qu'il en ait été fait par quelqu'un ;

ce qui, pourtant, serait possible. Et je ne crois pas, non plus, que la suggestion puisse agir efficacement sur un malade en pleine crise, à moins que ce malade ne soit doué d'une suggestibilité exceptionnelle.

Mai j'ai à mon actif un certain nombre d'observations favorables sur le rôle efficace de la suggestion faite avant l'embarquement.

Par exemple, le cas suivant :

A la fin du mois de juillet 1901, je rendais visite à une famille de cinq personnes qui allaient en France. L'une d'elles, une dame, me pria de lui suggérer qu'elle n'aurait pas le mal de mer ; elle voulut bien se soumettre à mon influence ainsi que son mari et le frère de celui-ci ; les deux autres se tinrent à l'écart.

Voici un extrait d'une lettre, datée de Vichy, le 19 août et dont il me fut donné communication :

« Dis à notre brave docteur que son expérience a très bien réussi. Pour ma part, je n'ai pas eu le moindre malaise à bord. T... et A... ont souffert, mais très peu. Seuls, J... et M... qui n'avaient pas été endormis ont eu le mal de mer. Et il reste, par conséquent, bien entendu que M. B...a obtenu un succès des plus satisfaisants. A mon retour à Oran je pourrai soutenir que la suggestion est le seul remède... »

Ce résultat est-il dû réellement à la suggestion ou bien à une simple coïncidence? Il est évident qu'on ne peut pas en tirer une conclusion ferme, d'autant plus que la séance de suggestion avait eu une très courte durée parce qu'elle avait été faite au moment du départ.

Mais, depuis, il m'a été donné de faire de la suggestion dans de meilleures conditions et de la répéter pendant plusieurs jours de suite sur un même sujet avant l'embarquement. La plupart des personnes suggestionnées, même dans un état hypnotique très léger, ont été indemnes du mal de mer ; celles qui èn ont souffert n'en ont ressenti les atteintes que dans certaines traversées plus pénibles et vers la fin du voyage. Toutes ou à peu près, s'étaient embarquées avec l'idée bien arrêtée qu'elles ne devaient pas être malades et elles en ont retiré un avantage indéniable.

La conclusion s'impose ; il est possible d'atténuer les effets du mal de mer par la suggestion et d'en préserver tout à fait certains sujets en les débarrassant de leurs préoccupations et en les fortifiant contre l'imitation inconsciente.

Il ne faut pas s'attendre à réussir constamment, même chez un sujet suggestible, car il faut compter avec la longueur du voyage qui peut affaiblir la suggestion, avec les qualités nautiques du navire et l'état de la mer.

Mais le procédé est rationnel et on ne doit pas hésiter à l'employer.

VI

NOTE

—

La lecture de la communication précédente ayant été faite à la *Société d'hypnologie et de Psychologie*, une discussion s'en est suivie à laquelle a pris la plus grande part le Dr Farès dont j'apprécie la haute compétence.

J'ai appris ainsi que, en maintes circonstances, des passagers avaient pu être hypnotisés et guéris en pleine activité du mal de mer.

J'ai appris aussi que mon distingué confrère avait déjà, en 1899, publié un travail sur le traitement psychologique du mal de mer. Je ne connaissais pas l'existence de cette publication et je le prie de vouloir bien excuser mon ignorance.

En Algérie, je n'ai pas à ma disposition les riches bibliothèques parisiennes ; mon éloignement des grands centres intellectuels ne me permet pas d'être, toujours, tenu au courant des multiples travaux qui peuvent se rapporter à une question donnée.

VII

OBSERVATIONS DU Dr HAMILTON OSGOOD

Dans la *Revue de l'hypnotisme* du mois d'avril 1905, le Dr Hamilton Osgood (de Boston) a bien voulu répondre à mon article et le compléter.

Il résulte de ses expériences personnelles que le mal de mer peut être jugulé en pleine crise et, que, par conséquent, il est susceptible d'être influencé par l'hypnotisme et par la suggestion dans le courant du voyage.

Qu'il me soit permis de transcrire, ici, une partie de sa réponse.

« Pendant une traversée d'Angleterre en Amérique, j'eus à soigner une dame en proie à un violent mal de mer. La première séance de suggestion ne parut rien donner ; mais la répétition du traitement augmenta sa suggestibilité et, après quatre séances, j'eus la satisfaction de constater que tous les signes d'indisposition avaient disparu. Pendant le reste du voyage cette dame se porta très bien.

« Il arriva qu'un autre passager, sur le même steamer, était victime, non du mal de mer, mais d'une intense frayeur toutes les nuits. Il n'osait pas se déshabiller et la peur qu'un accident survînt l'empêchait de dormir et lui donnait une grande agitation.

« Je n'hypnotisai pas ce malade car mon instinct me disait qu'il devait être très facile à impressionner. Donc, après lui avoir rappelé qu'on surveillait le bateau avec plus de soin la nuit que le jour, je lui demandai d'écouter avec la plus grande attention ce que j'allais lui dire. Puis, le regardant fixement, je lui dis : « Ce soir vous vous déshabillerez comme vous le faites chez vous ; vous éteindrez la lumière, vous vous coucherez, toutes vos craintes disparaîtront et vous dormirez profondément toute la nuit. Vous continuerez à faire de même tous les soirs pendant toute la durée de la traversée. »

« Le jour suivant, cet homme vint me trouver plein d'enthousiasme et disant : « Vous m'avez métamorphosé ; mes craintes, la nuit, ont disparu ; j'ai dormi profondément. »

« Plus tard, je devins fatigué de l'entendre répéter à tous les autres passagers combien il était étonné et ravi du changement que j'avais produit en lui. »

« Le deuxième cas de mal de mer que j'eus à traiter fut durant une mauvaise traversée sur l'Atlantique. C'était une jeune femme qui était tellement malade qu'elle ne pouvait quitter sa cabine, étant constamment en proie aux nausées et aux vomissements.

« Dès la première séance elle fut plongée au quatrième degré de sommeil. Je lui fis les suggestions appropriées aux circonstances, lui laissai vingt minutes de repos, puis la réveillai et m'en allai. A ma grande surprise j'avais à peine atteint le pont qu'elle vint me rejoindre, les joues roses, les yeux brillants de joie, tout à fait remise de son indisposition.

« Depuis ce moment jusqu'à l'arrivée du bateau elle fut la plus joyeuse et la mieux portante des personnes à bord, ayant l'appétit traditionnel que donne l'Océan et jamais plus de nausées.

« A deux reprises différentes cette dame vint me retrouver pour être suggestionnée contre le mal de mer avant d'entreprendre un voyage sur mer.

« Chaque fois le traitement fut couronné de succès

« Quand je rencontrai cette dame pour la première fois elle était accompagnée de sa mère qui souffrait également du mal de mer ; celle-ci fut soulagée de la même manière.

« Un autre cas est celui d'une jeune fille qui, depuis l'enfance, était incapable de voyager, même en chemin de fer, sans nausées, vertiges ou même vomissements. Sur mer, son état était pitoyable. Elle en était presque dangereusement malade. La dernière fois qu'elle traversa et retraversa la mer entre l'Europe et l'Amérique, je l'accompagnai et lui appliquai le traitement hypnotique tous les jours pendant la première moitié de chaque traversée.

« Le résultat fut la disparition complète de l'état maladif qui, depuis l'enfance, revenait à chaque voyage sur mer. La jeune fille passa son temps à bord comme tous les passagers qui n'étaient pas malades et mangeait à table sans être incommodée. Il arriva même que quand elle dût voyager en chemin de fer elle pût le faire sans aucun inconvénient.

« Tous ces cas montrent que la suggestion hypnotique non seulement fournit un excellent moyen pour prévenir le mal de mer mais que ce traitement peut être appliqué à n'importe quel moment, aussi bien pendant l'attaque qu'avant l'embarquement du passager.

« Ayant fait de nombreux voyages sur mer,

j'ai été témoin de beaucoup de cas de mal de mer et mon opinion est que c'est une affection de l'esprit et que, par conséquent, elle doit céder à la suggestion, car dans la plupart des cas elle n'a qu'une faible influence sur l'esprit du malade et la stimulation appropriée au moyen de la suggestion suffit pour ramener la confiance et le calme nécessaires.

« Il est un fait curieux et digne de remarque que lorsqu'un accident, un naufrage ou le feu arrivent en mer, tous les passagers malades redeviennent immédiatement à la condition normale. Une préoccupation différente bannit le mal de mer. »

VIII

CONCLUSIONS

De cette étude qui a pu paraître un peu longue mais qui, en réalité, est fort abrégée, nous pouvons déduire les conclusions suivantes.

L'hypnotisme et la suggestion sont applicables au mal de mer.

Chez les sujets suggestibles le résultat peut être considéré comme assuré, soit que les séances aient lieu avant l'embarquement, à titre préventif, soit qu'elles aient lieu en mer, même en pleine attaque.

Si le sujet est très sensible une seule séance, préventive ou curative, peut être suffisante.

Chez une personne à suggestibilité faible ou douteuse plusieurs opérations seront nécessaires.

L'effet sera nul, probablement, chez les personnes non suggestibles.

Comme moyens adjuvants du traitement hypnotique et suggestif, nous ajouterons : l'entrée en cabine ou dans l'intérieur du bateau dès le

1**

départ ; la position couchée ; l'occlusion des yeux ; l'enveloppement dans une bonne couverture s'il y a à lutter contre l'air vif et frais ; la compression du ventre dans des appareils spéciaux ou dans une large ceinture qui l'immobilise complètement.

TRAITEMENT PHARMACEUTIQUE

Si les prescriptions qui précèdent étaient bien exécutées, elles seraient suffisantes dans la plupart des cas pour produire des résultats satisfaisants et définitifs.

Mais, par habitude; le public trop sceptique ou pas assez confiant, relativement à l'influence de la suggestion et des précautions physiques, a une tendance presque invincible à demander à des médicaments le soulagement et la guérison de ses douleurs et de ses malaises. Cette habitude constitue une auto-suggestion inconsciente dont ne peuvent se défendre que quelques rares personnes.

Aussi peut-il être avantageux de lui donner satisfaction.

Examinons donc à quelles conditions principales et essentielles doit correspondre le traitement pharmaceutique.

Les symptômes les plus pénibles du mal de

mer sont constitués généralement par du vertige avec vive douleur frontale, par une forte gêne à l'épigastre, des nausées et des vomissements.

Pour quelques théoriciens les troubles gastriques seraient la cause fondamentale et primordiale du mal de mer ; tous les autres accidents concomitants en seraient des conséquences.

Or, les mouvements insolites de l'estomac qui résultent du tangage et du roulis accroissent l'activité fonctionnelle de cet organe de sorte que les sécrétions habituelles y deviennent plus abondantes ; il y a production exagérée de mucus et de suc gastrique acide ; d'où, irritation anormale de la muqueuse se traduisant par les vomissements et par les nausées.

Le traitement médical doit donc être dirigé vers la suppression de cette sécrétion inusitée et vers la neutralisation de l'acidité gastrique.

Les ingrédients calmants, absorbants et alcalins répondent à ces déductions théoriques.

La première indication à remplir consiste dans la suppression ou, tout au moins, le ralentissement de la sécrétion stomacale. Il faut, pour cela, empêcher l'excitation musculaire de l'organe : l'éther, le chloroforme, les valérianates, les divers antispasmodiques, les boissons gazeuses ou glacées, le champagne frappé, la menthe

à petites doses, etc., peuvent rendre des services.

Tous ces agents ont donné des succès ; mais
tous, employés isolément ou associés, ont eu des
insuccès nombreux. Actuellement, on vante le
validol, solution de menthol dans le valérianate
de menthol ; on l'administre à la dose de cinq à
dix gouttes, toutes les deux heures, dans un peu
de vin ou sur un morceau de sucre.

Le sous-nitrate de bismuth, le charbon, le
carbonate de magnésie, etc., peuvent être employés comme absorbants.

Pour combattre l'acidité du suc gastrique les
alcalins sont tout indiqués ; tels sont le bicarbonate de soude, le carbonate de chaux, la magnésie calcinée, les sels ou comprimés de Vichy,
etc.

Quant à la douleur frontale et au vertige il
semble que l'antipyrine est encore le remède
dont l'action est la plus régulière et la réputation
la plus méritée.

En associant entr'eux les divers éléments qui,
séparément, répondent à des indications spéciales, on conçoit que l'on puisse établir des formules d'une efficacité à peu près certaine.

En voici une que l'on pourra utiliser sous forme de cachets facilement transportables.

1***

Antipyrine............ ..   0 gr. 50
Magnésie calcinée......   0 gr. 20
Validol ou essence de menthe : une ou deux gouttes.

On peut remplacer la magnésie par une quantité égale de bicarbonate de soude.

On peut [aussi ajouter une certaine quantité de sucre et même, au lieu de cachets, incorporer dans des pastilles.

Il sera bon que le passager se munisse d'une dizaine, au moins, de ces cachets. Il pourra, par précaution. en absorber un au moment du départ ; il en prendra un autre au premier signe de malaise et continuera à intervalles plus ou moins rapprochés si le besoin s'en fait sentir.

On se comportera de même avec la potion suivante qui est à prendre par cuillerées à bouche :

Eau chloroformée (à 1 pour 200).   200 gr.
Alcool (pour favoriser la dissolution).............................   5 gr.
Bicarbonate de soude............   5 gr.
Sirop de chlorhydrate de morphine,   40 gr.

Si le mal de mer se déclare et que les vomissements surviennent, cette potion pourra être prise par cuillerées à bouche tous les quarts d'heure jusqu'à effet favorable.

La formule peut être modifiée et complétée avec avantage par l'addition d'une certaine dose d'acétate d'ammoniaque et de teinture de cannelle ayant pour but de s'opposer à l'anémie qui accompagne le mal de mer. On peut la rendre plus efficace en doublant la quantité de chloroforme et celle de l'alcool, et comme l'ammoniaque constitue une base énergique, on pourra, si l'on veut, supprimer le bicarbonate de soude. La prescription, ainsi transformée, sera :

Eau chloroformée (à 1 pour 100).   *200 gr.*
Alcool.......................   *10 gr.*
Acétate d'ammoniaque...........   *10 gr.*
Teinture de cannelle..............   *10 gr.*
Sirop de chlorhydrate de morphine.   *40 gr.*

S'il n'existe pas de symptôme douloureux ou que le malaise soit supportable, le passager pourra se borner à prendre une cuillerée à bouche de temps à autre, toutes les deux heures par exemple ou même à intervalles plus longs.

Quand, au contraire, le mal de mer est franchement établi, la potion peut, sans aucun danger, être prise par cuillerées à bouche de quart d'heure en quart d'heure jusqu'à effet utile ; après quoi il sera loisible de distancer les doses.

Le goût du chloroforme pouvant paraître désagréable à quelques sujets difficiles, on peut étendre la cuillerée dans un peu d'eau glacée ou toute autre boisson fraîche ; mais il est préférable de l'absorber sans aucune modification.

Il serait facile d'imaginer une foule de combinaisons dans lesquelles entreraient le menthol, la cocaïne, le sulfate de strychnine, etc.

J'estime que les formules ci-dessus sont suffisantes.

Les proportions et le mode d'emploi se rapportent à l'usage des grandes personnes.

Les enfants âgés de plus de sept à huit ans peuvent employer les cachets en les espaçant de quatre en quatre heures environ. Mais, pour eux et surtout pour les plus jeunes, les potions me semblent préférables parce que le médicament peut être plus facilement fractionné ; du reste, les enfants supportent fort bien le chloroforme et l'antipyrine.

Chez les enfants au-dessous de trois ans, aucune médication n'est absolument nécessaire. Cependant, chez un enfant vigoureux, dans un cas intense de mal de mer, on peut débuter par une demi-cuillerée à café de potion délayée dans un peu d'eau fraîche ; de trois à sept ans on agira par cuillerées à café ; au-dessus de cet âge il est permis de doubler sans inconvénient. Les intervalles après lesquels on devra répéter dépendront des effets obtenus et de la tolérance individuelle.

En livrant ces formules à la publicité, je crois rendre service à mes lecteurs et à mes concitoyens. Mais j'en revendique la propriété exclusive et je me réserve le droit de les exploiter en grand, à ma convenance.

J'ose espérer que tout pharmacien qui en fera usage en faveur de ses clients voudra bien avoir l'obligeance de porter mon nom sur l'étiquette ; ce lui sera une garantie.

En terminant, qu'il me soit permis de rappeler que, quelle que soit la préparation à laquelle le voyageur accordera sa préférence, il fera bien d'obéir aux recommandations préventives, physiques et hygiéniques qui ont été indiquées dans la première partie de ce travail.

Il devra, surtout, s'embarquer avec l'idée bien ferme qu'il ne doit pas être et qu'il ne sera pas malade.

S'il n'est pas en possession de cette idée, qu'il se soumette à une ou plusieurs séances de suggestion faites par une personne en qui il a confiance. S'il est sensible, la suggestion imprimera fortement l'idée dans son cerveau et lui donnera l'énergie nécessaire pour prévenir ou surmonter le mal de mer.

TABLE DES MATIÈRES

		Pages
I. — PRÉLIMINAIRES		1
II. — CAUSES DU MAL DE MER		3
III. — CONSEILS GÉNÉRAUX		7
IV. — INFLUENCES PSYCHIQUES		11
V. — EMPLOI DE LA SUGGESTION		15
VI. — NOTE		19
VII. — OBSERVATIONS DU Dr HAMILTON OSGOOD		20
VIII. — CONCLUSIONS		25
IX. — TRAITEMENT PHARMACEUTIQUE		27

DU MÊME AUTEUR

DE L'INFLUENCE MÉCANIQUE

QUE LA RESPIRATION EXERCE

sur la circulation en général et sur le cœur en particulier.

GR. IN-8° DE 80 PAGES.

(Non mis en vente : épuisé par hommages de l'auteur).

Librairie Jules ROUSSET

1, rue Casimir-Delavigne et 12, rue Monsieur-le-Prince

TRAITÉ PRATIQUE D'HYPNOTISME

ET DE SUGGESTION THÉRAPEUTIQUE

Procédés d'hypnotisation simples, rapides, inoffensifs,

2e édition revue et augmentée. Paris, 1907

1 VOL. IN-18, 334 PAGES, PRIX.................... **3 FR. 50**

TRANSMISSION DE PENSÉE

Préface par l'auteur

1 VOL. IN-18, 296 PAGES. PRIX.................... **3 FR. 50**

En préparation :

Les Merveilles de l'Hypnotisme

Angoulême. — Imprimerie L. COQUEMARD et Cie